CINQ CACHETS INÉDITS

DE MÉDECINS-OCULISTES ROMAINS,

PUBLIÉS ET EXPLIQUÉS

PAR LE DOCTEUR SICHEL,

Licencié ès-Lettres de la Faculté de Paris,
Chevalier de la Légion-d'Honneur et de l'ordre de Léopold (de Belgique), Commandeur de l'ordre du Christ (de Portugal).

PARIS.

TYPOGRAPHIE ET LITHOGRAPHIE DE FÉLIX MALTESTE ET Cie,

Rue des Deux-Portes-Saint-Sauveur, 18.

1845.

CINQ CACHETS INÉDITS

DE MÉDECINS-OCULISTES ROMAINS.

CINQ CACHETS INÉDITS

DE MÉDECINS-OCULISTES ROMAINS,

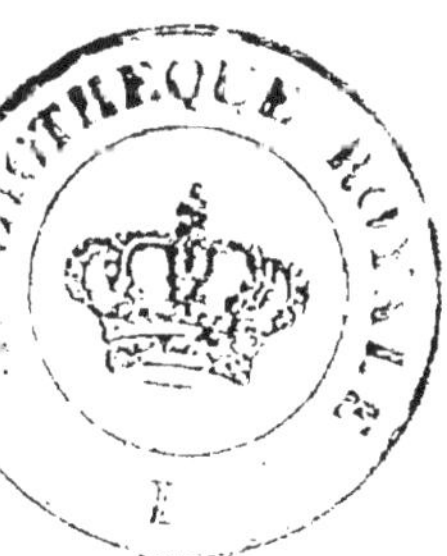

PUBLIÉS ET EXPLIQUÉS

PAR LE DOCTEUR SICHEL,

Licencié ès-Lettres de la Faculté de Paris,
Chevalier de la Légion-d'Honneur et de l'ordre de Léopold (de Belgique), Co
de l'ordre du Christ (de Portugal).

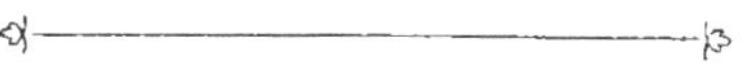

PARIS.

TYPOGRAPHIE ET LITHOGRAPHIE DE FÉLIX MALTESTE ET Cie,

Rue des Deux-Portes-Saint-Sauveur, 18.

1845.

EXTRAIT DE LA GAZETTE MÉDICALE DE PARIS.

CINQ CACHETS INÉDITS

DE MÉDECINS-OCULISTES ROMAINS.

On sait que les oculistes romains possédaient des cachets ou tablettes en pierres gravées, sur lesquels étaient inscrits les noms des collyres ou topiques oculaires qu'ils employaient habituellement, et le plus souvent aussi celui du médecin. Caylus, Saxe, Walch, Tôchon d'Anneci, MM. Rever, Bottin, Johanneau, de Saint-Mêmin et d'autres savans en ont publié un nombre considérable. Selon notre calcul, ce nombre s'élève actuellement à 40. M. de Saint-Mêmin le porte à 41. Mais, d'après notre conviction, cet antiquaire a fait un double emploi qui l'a induit dans une erreur d'autant plus excusable que probablement il n'a pu, comme nous l'avons fait, consulter tous les ouvrages originaux. Outre ces cachets, il existe deux vases destinés à contenir un de ces topiques oculaires et qui portent en inscription ces mots grecs : Ἰάσονος Λύκιον, *Lycium de Jason.* Millin et Tôchon les ont décrits, et ce dernier les a expliqués.

Grâce à la bienveillante obligeance de MM. du Mersan, conservateur adjoint au cabinet des médailles de la Bibliothèque du Roi, Raoul-Rochette, conservateur du même cabinet et secrétaire perpétuel de l'Académie des Beaux-Arts, de M. le docteur Daremberg, bibliothécaire de l'Académie royale de médecine, et de M. Adrien de Longpérier, premier employé du cabinet des médailles, j'ai pu réunir successivement les empreintes ou copies de cinq cachets du même genre encore inédits. Je m'empresse de faire part de cette découverte au public, en donnant de suite à chaque pierre le numéro d'ordre qu'on doit lui assigner dans la série des cachets qui sont actuellement connus. A l'exemple de Saxe et de Tôchon, je les désignerai par le nom de la ville près de laquelle elles ont été trouvées, ou bien encore par le nom de celle où elles ont été déposées dans les collections publiques ou particulières d'antiquités.

Pour point de départ, j'ai pris les trente cachets publiés et numérotés par Tôchon, et j'ai continué la supputation jusqu'aux derniers cachets publiés en 1841 par M. de Saint-Mêmin, comme il suit :

Ἰάσονος Λύκιον. Cette inscription, n'appartenant pas à un cachet, ne doit pas entrer en ligne de compte. A.-L. *Millin*, DESCRIPTION D'UN VASE TROUVÉ A TARENTE. Paris, 1814, in-8°.—*Tôchon* d'Anneci, DISSERTATION SUR L'INSCRIPTION GRECQUE Ἰάσονος Λύκιον, ET SUR LES PIERRES ANTIQUES QUI SERVAIENT DE CACHETS AUX MÉDECINS-OCULISTES. Paris, 1816, in-4°.

Nos 1 à 30. *Tôchon*, p. 60 à 72.

31. C.-G. *Lenz*, dans Millin, MAGASIN ENCYCLOPÉDIQUE, 1809, t. I, p. 102.

32. *Baudot* l'aîné, *Ibid.*, t. II, p. 105.

33. Séb. *Bottin*, dans les MÉMOIRES DE LA SOCIÉTÉ ROYALE DES ANTIQUAIRES DE FRANCE, 1820, p. 459.

34 à 36. F. *Rever*, MÉMOIRE SUR LES RUINES DE LILLEBONNE. Evreux, 1821 (en réalité 1824), in-8°. APPENDICE, p. 40 et 53, 28 et 53, 45 et 52. C'est probablement en regardant les quatre cachets de M. Rever comme inédits, tandis qu'il n'y en a que trois de nouveaux, que M. de Saint-Mêmin s'est trompé dans son calcul.

37 et 38. Eloi *Johanneau*, dans Bottin, MÉLANGES D'ARCHÉOLOGIE, etc. Paris, 1831, in-8°, p. 115 à 118.

39 et 40. De *Saint-Mêmin*, RAPPORT SUR DEUX CACHETS INÉDITS D'OCULISTES ROMAINS. Dijon, 1841, in-4°.

41 à 45. Ces numéros avaient été assignés par moi aux cinq cachets inédits qui font le sujet de cet article. La rédaction était presque terminée lorsque j'ai trouvé :

46 et 47, deux nouvelles pierres déjà publiées par *Grivaud* de la Vincelle. Il en sera question plus loin.

Le nombre total de ces pierres sigillaires s'élève donc actuellement à *quarante-sept*. Les numéros devront être changés entièrement lors d'un nouveau travail complet sur ces cachets. Il sera nécessaire alors de les classer dans l'ordre chronologique de leur découverte.

M. Raoul-Rochette m'a dit que les deux cachets de la Bibliothèque royale (nos 41 et 42) devaient être ubliés quelque part. J'ai vérifié tous les mémoires qui traitent de ce point d'archéologie, et je suis bien sûr que ces inscriptions sont restées inédites jusqu'à ce jour : hasard inexplicable! quand on considère avec quelle libéralité l'administration de ce bel établissement laisse à tout le monde un facile accès auprès des trésors qu'il renferme. Par une singulière coïncidence, ces cachets, ainsi que les autres que je fais connaître pour la première fois, portent des noms d'oculistes qui n'ont point encore figuré parmi les noms publiés jusqu'à ce jour. Cette particularité ne peut qu'ajouter à leur intérêt. Je me propose de réunir plus tard dans une monographie complète tous ces curieux monumens de l'antiquité médicale, de les commenter de nouveau et de corriger le texte de plusieurs qui ont été mal lus et mal interprétés. Comme, depuis Tôchon, personne n'a publié une collection entière de ces cachets; d'un autre côté, comme la plupart de ceux qui s'en sont occupés étaient plutôt antiquaires que médecins et surtout ophthalmologistes, j'espère que les archéologues ne considéreront pas cette entreprise comme inutile ou téméraire. Il n'y a rien d'étonnant à ce qu'on ait mal lu un certain nombre de ces inscriptions et qu'on en ait donné une explication inexacte. La lecture des anciens auteurs qui nous ont légué des traités spéciaux des collyres peut seule nous mettre en état de rétablir le texte et le vrai sens. Parmi ces auteurs, il suffit quant à présent de citer *Celse* (l. VI, c. 6), *Scribonius Largus* (cap. 3 et 4), *Galien* (DE COMPOSIT. MEDIC. SEC. LOC., l. IV, c. 8), et *Aëtius* (Tetrab. 2, serm. 3, c. 97-113).

Voici maintenant ces cachets inédits dans l'ordre où je les ai successivement découverts. Il est inutile de dire que je les porte à la connaissance du public d'après le consentement formel des savans qui ont bien voulu me les communiquer, ce dont je leur exprime ici toute ma reconnaissance.

Vers le milieu de l'année 1844, je priai M. du Mersan de vouloir bien faire des recherches dans le cabinet des médailles de la Bibliothèque du Roi sur les pierres sigillaires d'anciens oculistes. Il me remit les empreintes et les dessins de trois cachets dont deux inédits. Plus tard M. Raoul-Rochette m'a donné toute facilité pour examiner de nouveau les pierres originales.

N° 41. *Lapis Parisiensis tertius.* Troisième pierre de Paris. (Les deux premières forment les numéros 12 et 13 du catalogue de Tôchon.)

Cette pierre, parfaitement bien conservée, ressemble beaucoup à un schiste ardoisier par sa couleur gris-brunâtre et la disposition feuilletée des couches qui se présentent, dans son épaisseur, à l'un des angles qui est cassé. Elle est presque quadrangulaire, longue de 5 centimètres, large de 45 millimètres, épaisse sur sa tranche de 11 millimètres et demi. Elle porte sur chacun de ses quatre côtés une inscription dont la lecture n'offre aucune difficulté. Chaque inscription indique le nom de l'oculiste et des collyres, et trois des inscriptions désignent en même temps l'affection que les médicamens étaient destinés à guérir. Sur le plat, dans l'empreinte prise par M. du Mersan, se trouvent en traits fort déliés et renversés les lettres TIS, qui probablement rappellent le nom du graveur, à moins qu'elles ne soient tout simplement une marque faite plus tard par une personne devenue propriétaire du cachet. D'autres cachets présentent quelque chose de semblable.

L'examen attentif de la pierre elle-même est venu modifier l'opinion émise dans les lignes qui précèdent et qui étaient déjà écrites lors de mes recherches au cabinet des médailles. Les lettres, inscrites au burin, en traits déliés et *droits*, sur l'une des surfaces de la pierre, devaient naturellement se présenter renversées dans l'empreinte, qui n'a reproduit que celles dont les jambages n'étaient pas trop minces. En regardant de nouveau et avec soin cette empreinte, j'y ai d'ailleurs bien distinctement reconnu les lettres RIPSIT. Le C existe, mais il est illisible ; l's manque. Toutes les lettres sont très reconnaissables sur la pierre, même à l'œil nu ; elles forment le mot SCRIPSIT. Sur la surface opposée, l'on voit des traces de lettres majuscules également gravées en traits fins, mais ces lettres ne sont pas renversées ; parmi elles on peut seulement lire MI et E. Elles constituaient sans doute le nom de l'artiste ; avec le mot *scripsit*, elles formaient une légende placée par le graveur. Cette légende, qu'on rencontre sur ce cachet seul, répand une vive lumière sur les lettres qu'on trouve sur le côté plat de plusieurs autres pierres. C'est ainsi que dans le dessin du nº 35 (Rever, pl. 4, fig. 3, et p. 38), sur l'une des surfaces du cachet de *S. Martinus Ablaptus*, il existe des lettres dans lesquelles M. Rever (p. 36) « ne trouve aucune indication raisonnable d'un sens quelconque, » ou tout au plus (p. 39) « la première syllabe du nom de Galien, dont l'oculiste, galéniste prononcé, suivait la doctrine. » Or ces lettres me semblent indiquer clairement le nom du graveur, GAI, *Gaius*, c'est-à-dire *Cajus*. Elles y sont tracées deux fois, d'abord sur le couvercle d'une espèce d'amphore mal dessinée, et une seconde fois au dessus de cette image en lettres beaucoup plus larges. Un peu plus haut, près du bord supérieur de cette surface de la pierre, se trouvent, assez distans l'un de l'autre, deux S, dont le dernier est surmonté d'un petit sigle à moitié effacé qui me semble un IT. Nous aurons donc, à l'instar du nº 41 : SCRIPSIT GAIVS. Comme dans le nº 41, ces lettres sont gravées droites. Toutefois, d'après la figure, il devient probable que le graveur avait d'abord voulu simplement marquer son nom sur la pierre, mais que plus tard l'idée lui était venue d'en faire former l'empreinte, sur le couvercle du vase destiné à contenir le collyre, par le potier auquel cette grossière esquisse devait servir d'indication à suivre ; car la surface opposée de la pierre présente les mêmes lettres S S, *mais renversées*, près de son bord inférieur. On peut donc croire que l'artiste voulait les surmonter plus tard du mot GAIVS, également en caractères renversés. Dans la figure, le vase est marqué de l'image de plusieurs yeux et d'ailleurs très semblable à celui décrit par Tôchon. Toutes ces circonstances fort curieuses, que nous ne manquerons pas d'exposer avec les détails nécessaires, si nos occupations nous permettent de revenir sur ce sujet, ont échappé à l'attention de M. Rever, quant à leur explication et à leur importance.

Passons maintenant aux inscriptions des quatre côtés de cette pierre.

1. L·VAR·HELIODORI
EVVODESADC·I·CA
2. L·VAR·HELIODORI
DIAMISYOS·AD·ASPR
3. ......ELIODORI DIAL
EPIDADCICATR·
4. LVARI
PALLAD.

1. *Lucii* VARii HELIODORI EVVODES AD CICA*trices. Collyre parfumé de Lucius Varius Héliodore, pour la guérison des cicatrices de la cornée transparente.*

Galien (COMP. SEC. LOC., l. IV, c. 8, ed. Kuehn. T. XII, p. 753) donne la description d'un collyre de Zosimus, appelé parfumé (εὐῶδες), utile contre les violentes douleurs et les affections récentes. Scribonius Largus (COMPOS. 26) vante beaucoup « contre diverses affections oculaires, entre autres les cicatrices peu anciennes (*ad cicatrices non veteres*), » ce collyre « que les uns appellent Athenippum, d'autres Diasmyrnes, d'autres encore εὐῶδες, parce qu'il était d'une odeur agréable. » L'un et l'autre de ces collyres doit son parfum au nard (Nardus Indica, νάρδος Ἰνδική), qui est, d'après Sprengel, le Patrinia Jatamansi Don. ou le Valeriana Jatamansi Jones. Dans le même chapitre (p. 774), Galien donne la formule d'un collyre « Diasmyrnon parfumé (εὐῶδες) de Synéros » contre les affections chroniques, dont l'odeur agréable semble due à la myrrhe, au safran, etc., sans le concours du nard. Par une erreur du graveur ou du médecin, le v du mot *evodes* est doublé. Le premier a aussi séparé par des points les lettres CIC du mot CICA, dont il ignorait la signification.

2. L. VAR. HELIODORI DIAMISYOS AD ASPR*itudines. Collyre diamisyos de L. V. Héliodore, contre les aspérités, inégalités ou granulations des paupières.*

Les granulations des paupières, que Sir William Adams prétendait avoir découvertes le premier et qu'avec lui beaucoup de médecins croient être la propriété exclusive de l'ophthalmie puriforme, blennorrhagique ou égyptienne, se rencontrent on ne peut plus fréquemment à la suite de toutes les conjonctivites palpébrales et surtout des ophthalmies catarrhales chroniques; ce qui ne veut pas dire qu'elles ne soient pas plus nombreuses et plus volumineuses dans l'ophthalmie puriforme. Ces élévations de la surface interne des paupières sont si peu d'une origine récente, qu'on les rencontre dans l'antiquité la plus reculée. On en parle dans le livre hippocratique de la vision (περὶ ὄψιος); on en recommande même la scarification dans un curieux passage de ce traité qui a donné lieu aux commentaires de Woolhouse, Hampe, Triller et Platner. Galien (DE COMP. MEDIC. SEC. LOC., IV, 2, ed. Kuehn. p. 709 *et passim*) en fait mention sous les noms de τραχώματα et τραχύτητες. Les mots de *xérophthalmia*, *sycosis* et *hypersarcomata* chez Galien et d'autres médecins grecs sont synonymes de τραχώματα et de τραχύτητες. Ils semblent désigner les granulations à leurs différens degrés de développement. Les auteurs latins (Celse, Scribonius Largus, Marcellus Empiricus) et les cachets des oculistes les citent sous le nom de *aspritudo*, quelquefois même de *scabrities, scabritiæ*, mots qui correspondent exactement aux dénominations grecques dont se sert le médecin de Pergame. Les oculistes de l'antiquité opposaient à cette affection de nombreux topiques. Ils en avaient même de caustiques qu'ils appelaient ῥίνιον, ῥινάριον, ῥίνημα (la lime), et ξυστήρ (le grattoir). La pierre ponce (κίσσηρις) qu'ils faisaient entrer dans des collyres secs leur servait également à user ces inégalités de la face interne des paupières. Toutefois ils les attaquaient aussi par des opérations chirurgicales pour lesquelles ils avaient inventé des instrumens particuliers.

Le *diamisyos* (διὰ μίσυος), *diamisy*, *diamisos* ou *diamisus*, était un collyre préparé avec le *misy*, substance métallique dont nous ne connaissons pas la nature. Dioscoride (l. 5, c. 116, al. 117) en donne la description, en ajoutant que pour les préparations ophthalmiques celui de Chypre mérite de beaucoup la préférence sur celui d'Egypte. Marcellus Empiricus (c. 8, p. 72, ed. Cornar.) loue le collyre *diamisyos « quod facit ad aspritudines oculorum tollendas. »*

3. L. V. HELIODORI DIALEPIDOS AD CICATRICES. *Collyre dialepidos de L. V. Héliodore, contre les cicatrices de la cornée transparente.*

Le collyre *dialepidos* (διὰ λεπίδος) avait pour ingrédient principal la squamme (λεπίς), c'est-à-dire la scorie ou l'oxide du cuivre (*aes ustum*). Marcellus Empiricus (loc. cit.) et d'autres médecins en donnent la formule.

4. L. VARII *Heliodori* PALLADIUM. *Palladium de L. V. Héliodore.*

La pierre de Bavay (cachet nº 30) porte : L. SIL. BARBARI PALLADI AD CIC., comme il faut lire avec M. Bottin, et non PALLIADI AD OCV., comme l'a imprimé Tôchon.

«Le mot *palladium*,» dit M. Bottin, « désigne un *leontopodium* (pied de lion), plante vulnéraire astringente... Sur d'autres inscriptions d'oculistes, on trouve *leontopodium* au lieu de palladium ; quelquefois aussi une figure emblématique accompagne l'inscription. »

En effet, nous trouvons dans un passage probablement apocryphe de Dioscoride (l. IV, c. 129, al. 131) que le léontopodium, d'après Sprengel le *Gnaphalium Leontopodium* L., est aussi appelé palladium. Mais ni Dioscoride, ni Pline (l. XXVI, c. XXXIV, 9, ed. Bipont.), ni aucun des cachets connus jusqu'ici, ne mentionnent son emploi dans les affections oculaires. C'est par un *lapsus memoriæ* que M. Bottin affirme avoir rencontré ce mot sur une inscription d'oculiste. Pour ce qui est du collyre et de la figure emblématique à laquelle il fait allusion, ce n'est point le *leontopodium*, mais bien le *leontarion*. Galien (COMP. MED. SEC. LOC., l. IV, c. 8, ed. K. p. 773) cite un « collyre safrané d'Antigone, portant l'étiquette ou le nom de leontarion (lionceau) et cacheté avec la figure d'un lion. »

Ces motifs me font croire que le *palladium* de l'inscription que nous venons de rapporter ou le *palladium contre les cicatrices* de l'inscription publiée par M. Bottin désignent simplement un collyre particulier, propriété de l'oculiste qui en était l'inventeur ou le détenteur. Ce dernier, pour en proclamer dignement les hautes vertus, lui aura imposé un de ces noms sonores pour lesquels les Grecs et surtout leurs médecins et leurs oculistes avaient une prédilection toute spéciale. Ces noms une fois adoptés se perpétuaient indéfiniment. C'est ainsi que *leontarion* doit probablement désigner l'énergie du médicament, ou même tout uniment la ressemblance de sa couleur avec celle du pelage du roi des animaux.

C'est par la même disposition aux épithètes emphatiques que nous trouvons chez Galien, dans d'autres auteurs et sur des cachets d'oculistes, des collyres *isochryson* (égal de l'or ou qui vaut son pesant d'or), *atimeton* (inestimable, au-dessus de toute estimation), et même, sans que la crainte du blasphème arrête ces audacieux qualificateurs, *isotheon* (pareil aux dieux). Du reste, aujourd'hui même, n'avons-nous pas encore la pierre divine de Saint-Yves? Et la plupart des médicamens composés que nous ont légués l'antiquité et le moyen-âge ne nous sont-ils pas parvenus décorés d'épithètes tout aussi fastueuses?

Kuehn (INDEX OCULARIORUM, etc., XI, p. 9) avoue son embarras pour expliquer l'inscription du cachet n° 30. Il s'agirait, selon lui, de quelque remède nommé d'après Pallas, « *à Pallade* », et pour cette interprétation il se fonde sur l'analogie d'un emplâtre appelé 'Αθήνη, que cite Aétius.

N° 42. *Lapis Parisiensis quartus*. 4e pierre de Paris.

Sur l'origine de cette pierre et de la précédente, il n'existe aucune donnée; on ignore même quand le cabinet des médailles en a fait l'acquisition. Elle est semblable à la première, mais grisâtre, carrée, longue de 35 millim. sur chacun de ses côtés, épaisse de 8 millim. et lisse sur l'une de ses surfaces qui n'est point marquée de chiffres. Des deux tranches qui ne portent point d'inscription, l'une est vide et lisse; l'autre, lisse également dans sa partie correspondante à la première ligne des inscriptions, laisse voir à la seconde ligne les caractères suivans :

IMV VI

L'avant-dernière lettre, que nous n'avons pu rendre autrement que par un V, est en réalité un N à demi-effacé. Il est probable qu'il y a eu primitivement le nom d'un topique oculaire avec la désignation *ad impetum lippitudinis*, et que cette inscription a été effacée, soit à cause des fautes du graveur, telles que *imv* pour *imp*, soit pour la remplacer par une autre. Quelque chose de semblable a eu lieu sans doute pour l'autre tranche. Les inscriptions sont :

1. (du côté du chiffre I) : PAVLINIDIAB
SORICVMI

2. (du côté du chiffre III) : PAVLINILEN
IPNICLM

1. Paulini diabsoricum, *diapsoricum de Paulinus.* Dia*b*soricum pour dia*p*soricum. Comme dans le cachet n° 3, ici se rencontre une de ces erreurs nombreuses que commettaient les graveurs, fort ignorans, ou peut-être les oculistes eux-mêmes, qui, en partie, à l'instar de leurs confrères d'aujourd'hui, les oculistes ambulans, praticiens nomades et débiteurs d'onguens, n'étaient pas des phénix en fait d'instruction.

Un grand nombre de collyres portaient le nom de *psoricum*. Leur composition très variable est indiquée par Celse (l. VI, c. 6, s. 31), Scribonius Largus (Comp. 32), Galien (Comp. med. sec. loc., l. IV, c. 7 *et passim*) et beaucoup d'autres auteurs. Les principaux ingrédiens de ce collyre étaient les astringens métalliques, surtout les oxides de zinc et de cuivre. Il me semble ressortir de cette circonstance, ainsi que de son emploi contre les érosions des angles (πρὸς περιϐεϐρωμένους κανθούς, Galien, loc. cit.), qu'il était surtout destiné à combattre la conjonctivite palpébrale chronique, particulièrement celle que l'on nomme catarrhale et angulaire, dans laquelle les bords des paupières et leurs commissures deviennent le siége d'érosions souvent fort gênantes. C'est là cette affection que les anciens ont d'abord nommée psorophthalmie, nom dont on a plus tard détourné le sens pour désigner une maladie impétigineuse et véritablement psorique des paupières. Cette nouvelle acception se présentait d'autant plus naturellement, que dans l'origine les mots de ψώρα et de *scabies* désignaient toutes les affections prurigineuses, c'est-à-dire accompagnées de démangeaisons et forçant le malade à se gratter (ψόειν, *tangere*, toucher ; *scabere*, gratter). Or la démangeaison des paupières qui accompagne la conjonctivite catarrhale est un caractère pathognomonique et connu de tout le monde.

La particule διὰ indique primitivement la composition d'un médicament avec une ou plusieurs substances. C'est ce que prouve le *dialepidos* du cachet précédent et le *diachylon* encore généralement usité de nos jours. Par une espèce d'abus ou de pléonasme, cette particule précède quelquefois des noms de médicamens où elle n'a plus la même signification ; ainsi le mot *diapsoricum*, comme synonyme de *psoricum*, se trouve non seulement sur plusieurs cachets, mais il est encore employé par Pline et d'autres auteurs. Peut-être aussi, et cela n'est pas sans vraisemblance, que le *diapsoricum* indique un collyre dont le psoricum faisait partie comme ingrédient. En effet, on trouve chez Celse, Galien, etc., des collyres composés avec une certaine quantité de psoricum, mêlé à d'autres substances médicamenteuses. Toutefois Marcellus Empiricus (c. 8, p. 73) donne la formule d'un collyre diapsoricum qui ne contient point de psoricum.

La lettre I à la fin de l'inscription est presque effacée par plusieurs traits de burin. Le graveur devait peut-être écrire *diapsoricum ad caligines* ou *ad sca-*

brities, comme cela se voit sur d'autres cachets; mais il s'aperçut trop tard que les lettres trop espacées ne le lui permettaient plus. Peut-être aussi que l'inscription devait primitivement porter *psoricum*, sans autre désignation, comme le cachet n° 17.

2. PAVLINI LENE PNICLM, *moelleux pinceau de charpie* ou *plumasseau de Paulinus*.

L'abréviation *pniclm* pour *penicillum* montre le peu de soin que prenaient les oculistes et les graveurs pour désigner d'une manière non équivoque les collyres ou autres moyens médicinaux d'ailleurs connus de tout le monde et d'un usage très répandu. Le *penicillum* était un plumasseau ou pinceau de charpie dont on se servait pour laver, essuyer les yeux et pour y introduire des liquides adoucissans ou même des collyres. Celse (l. VI, c. 6, s. 8) affirme que, dans les ophthalmies intenses, du blanc d'œuf ou du lait de femme instillé dans les yeux avec un plumasseau préparé à cet effet (*in oculos penicillo ad ipsum facto infusum*) adoucit l'inflammation. Un peu plus loin, il conseille de se bassiner (*fovere*) la tête et les yeux avec de l'eau chaude, puis de les essuyer avec un plumasseau (*tum utrumque penicillo detergere*). Les oculistes vendaient des pinceaux semblables préparés spécialement pour l'application des collyres ou même pour l'instillation des liquides, avec lesquels, après leur emploi, on recommandait de laver les yeux. Le cachet n° 15 porte : PHRONIMI PENICILL AD OMNEM LIPPIT. (pinceau de charpie de Phronimus utile dans toute ophthalmie); et le n° 28 : *Juni Tauri penicillem ad omnem lippitud.*, où il faut lire : *penicillum*.

Le n° 36 seul porte en toutes lettres : *T. Lolli Fronimi lene penicillum.* Ici comme partout, les monumens s'expliquent les uns par les autres.

Cette pierre présente sur l'une de ses surfaces, près de chacune de ses quatre tranches, les chiffres I, II, III et IIII, négligemment gravés, probablement pour faciliter la tâche de celui qui devait en faire usage. Après le mot *penicillum* est gravé une petite image de cette préparation qui la représente comme une mèche de charpie ou un plumasseau allongé, composé de brins juxtaposés et réunis par des fils qui les serrent. L'E de *lene* n'en présente que le jambage ou trait principal. En bas le trait fin transversal peut avoir été arraché avec un petit éclat de la pierre qui s'est détaché; mais en haut il n'a jamais existé.

N° 43. *Lapis Parisiensis quintus*, 5e pierre de Paris.

1. TCPHILVMENI AV
   THEMERVM AD IM
2. . . . . . MENI TVR
   . . . . D SVPPVRA
3. TCPHI. . I

Cette pierre est sans doute cassée obliquement. Outre la quatrième inscription tout entière, il manque la troisième, sauf les lettres *T. C. Phi* et l'un des traits du V que nous avons remplacé par un I. Il manque aussi une partie de la deuxième inscription, dans laquelle le D n'est représenté que par un trait convexe à la droite du lecteur et ouvert à gauche.

M. le docteur Daremberg a eu la bonté de me communiquer une copie de ce cachet qui lui a été donné il y a déjà quelque temps, sans qu'il puisse se souvenir de qui il lui vient, quels sont les détails qui l'accompagnaient, dans quel lieu il a été trouvé, ni enfin quel est le possesseur actuel de l'original. Il a bien voulu me promettre de faire des démarches afin d'éclaircir tous ces points. Provisoirement j'ai appelé cette pierre la cinquième pierre de Paris.

1. T. C. PHILVMENI AVTHEMERUM AD IMpctum. *Collyre de Titus Cajus Philumenus pour la guérison en un seul jour de l'ophthalmie au moment de son invasion.*

Les anciens, comme nous l'apprend Galien (COMP. MED. SEC. LOC., l. IV, c. 3, med.) dans un passage reproduit par Aëtius (Tetrab. 2, serm. 3, c. 101 vel 103), avaient des collyres auxquels ils attribuaient la faculté de guérir les ophthalmies dans l'espace d'un seul jour et que pour cette raison ils appelaient μονοήμερα, *monohemera*, ou, comme dit Marcellus Empiricus (c. 8, p. 54 ed. Cornar.), *monemera*, collyres d'un seul jour. *Authemeron*, αὐθήμερον, collyre du même jour, est absolument synonyme de ce dernier mot, bien qu'il ne se trouve pas dans les auteurs grecs et romains, mais seulement dans cette inscription et dans celle du n° 28. Au sujet de cette dernière, Grivaud et Tôchon se sont trompés en lisant et publiant *anthemerum*. Assurément rien n'était plus facile que de regarder un V un peu douteux pour un N dont le premier jambage aurait été effacé par l'usure de la pierre. Mais l'analogie du mot *monohemerum* suffit pour démontrer que la leçon *authemeron* est la seule admissible. D'ailleurs, dans la copie que M. Daremberg m'a donnée, le V, bien que placé un peu obliquement, est parfaitement bien formé et ne permet de concevoir aucune espèce de doute.

Les mots AD IM, sans doute tronqués à la fin par l'usure ou quelque autre avarie de la pierre, se trouvent d'ordinaire sur les cachets comme il suit : *ad imp.* ou *ad imp. lippit.*, c'est-à-dire *ad impetum*, ou *ad impetum lippitudinis*, pour combattre la première attaque ou la première violence de l'ophthalmie, et surtout avant qu'il soit survenu de sécrétion muqueuse. Toutefois les mots *pituitæ impetus*, dont se sert Celse (l. VI, c. 6, s. 1), permettent de croire qu'*impetus* désigne peut-être l'irruption de cette sécrétion muqueuse elle-même et que par conséquent il faudrait traduire : contre la sécrétion muqueuse dans l'ophthalmie. Je n'ai pas actuellement le temps nécessaire pour compulser les anciens et décider la question en comparant les passages qui ont trait au mot *impetus*. Je me propose de le faire plus tard.

Quoi qu'il en soit, il est facile de voir qu'il s'agit d'un collyre dont la propriété est d'amener promptement, et dans le jour même de son application, la résolution de l'ophthalmie. Mais la condition essentielle est qu'il soit employé dans la première période peu après l'invasion, et avant qu'il se soit établi une sécrétion considérable de mucus.

Les lignes précédentes étaient déjà rédigées, lorsque j'ai trouvé dans Galien (Comp. med. sec. loc., iv, 8, p. 755 ed. K.) un passage qui a pour titre : « Scylacion, médicament *authemeron* qui a la vertu de résoudre instantanément (παραχρῆμα) les phlegmasies. » L'emploi de ce mot par Galien est une autorité sans réplique dont il n'était pas besoin, du reste, pour démontrer que la leçon *anthemeron* est fausse.

2. *Philu*meni Tu*rinum ad* suppura*tionem*. *Collyre d'encens de Philumenus contre la suppuration des yeux* (*ad suppurationem oculorum*, comme porte le cachet n° 39), c'est-à-dire contre la sécrétion muqueuse ou la chassie abondante. L'encens est fréquemment employé par les anciens dans la première période des ophthalmies ; ils le regardaient comme maturatif (πεπτικὸν) et résolutif.

Le collyre διὰ λιβάνυ, διαλιβανὸν ou *dialibanum* était d'un usage très répandu et se rencontre plusieurs fois sur les cachets. Marcellus Empiricus (c. 8, p. 72) qui l'appelle « *collyrium dialibanos ad suppurationes oculorum* » en donne une formule où il n'entre pas d'encens. Celse (l. 6, c. 6, s. 13) le cite avec son nom grec ; mais aucun auteur ancien, à ma connaissance, ne l'a latinisé. Les noms *Thurinum* et *Turinum* (car le mot *Thus* s'écrit également avec et sans *h*) ne se trouvent que dans deux cachets (n° 39 et 40) récemment publiés par M. de Saint-Mêmin.

3. T. C. Phil*umeni*

La dernière moitié du nom de l'oculiste, celui du médicament et toute la quatrième tranche n'existent plus. La pierre est probablement cassée, comme cela est arrivé pour plusieurs autres déjà connues.

N° 44. *Lapis Lugdunensis secundus.* 2e pierre de Lyon. (La première est le n° 14 de la liste de Tôchon.)

M. Raoul-Rochette a eu l'extrême bonté de m'apporter, vers la fin du mois de juillet de cette année, l'empreinte d'un cachet en stéatite carrée et de petites dimensions. C'est le propriétaire actuel, M. Girard, à Lyon, qui le lui a communiqué. A en juger d'après l'empreinte, cette pierre peut avoir 35 mill. de longueur et 5 millim. d'épaisseur. Voici les inscriptions qu'elle porte sur les quatre tranches. Aucun des collyres qu'elles nomment n'est mentionné sur les cachets publiés jusqu'ici. La manière dont le mot *Hirpidius* est placé fait croire que d'ordinaire plusieurs collyres étaient vendus à la fois, à moins qu'on n'imprimât une empreinte du nom de l'oculiste sur chaque boîte, avant de la marquer du titre du médicament.

1. DIAGLAVCEV
2. ACHARISTVM
3. ·HIRPIDI·POLYTIMI
4. DICENTETVM

1. DIAGLAUCEU*m*. La dernière lettre manque.

Le collyre diaglaucium (Scrib. Larg. c. 22) tire son nom de son ingrédient principal, le *glaucium*, « suc d'une plante qui croît auprès d'Hiérapolis en Syrie. Il est employé au début des affections oculaires à cause de sa vertu réfrigérante. » (Dioscoride, III, 90 vel 100.) Selon Sprengel, cette plante serait le *glaucium corniculatum* Curt. ou *gl. phœniceum* Crantz.

2. ACHARISTUM.

L'*achariston* (*à bon marché*) était un collyre peu coûteux, d'un prix accessible à toutes les fortunes et consacré à l'usage des personnes dont la position et les habitudes ne permettaient ni n'exigeaient des compositions chères et raffinées; peut-être ce nom désigne-t-il en même temps le peu de soin qu'on prenait pour rendre douce et agréable l'action de cette sorte de collyre. C'est ainsi que Galien (COMP. MED. SEC. LOC. IV, 7, p. 731 ed. K.) cite « d'après les livres de Philoxenus, un collyre sec achariston, » et (ib., 8, p. 749) « un collyre intitulé achariston contre les larmoiemens les plus intenses; par l'emploi de ce seul collyre, en Egypte, les médecins obtiennent de grands succès, particulièrement sur des individus plus rustiques (ἐπὶ τῶν ἀγροικοτέρων). » Cette espèce de collyre se composait de substances indigènes et astringentes, sans addition d'adoucissans ou de narcotiques. Toutes ces raisons me paraissent confirmer mon explication, bien qu'elle soit diamétralement opposée à celle qu'on lit dans la traduction latine d'Aëtius (Lugd. 1549, fol., Tetr. 2, s. 3, c. 77 et 102 fin), « parce qu'on ne saurait lui avoir trop de gratitude. » Cette interprétation est ajoutée par le traducteur Janus Cornarius, car elle ne se trouve ni dans l'édition grecque (Venet. 1534, fol.), ni dans deux manuscrits grecs de la bibliothèque royale (nº 2192 et 2193) que j'ai comparés. Le collyre achariston semble être en quelque sorte l'opposé de ceux que Galien (ib., p. 757, 758) cite sous le nom de collyres délicats (τρυφερὰ), et dans la composition desquels il entre des narcotiques, des substances gommeuses et féculentes, etc. Il nomme l'un de ces collyres (p. 769) : Melinum délicat, approprié à ceux qui ne peuvent supporter aucune vertu mordante (μηδ' ἡντιναοῦν δῆξιν) dans les médicamens. »

3. HIRPIDII POLYTIM*eton*. *Collyre précieux d'Hirpidius*. Cette épithète s'explique par ce qui a été dit (41,4) à propos du mot *atimeton* qui en est le synonyme. Le mot POLYTIM se termine par un trait qui ne forme pas tout à fait un I et a probablement été le jambage de l'E. La fin de cette inscription et celle de la première étaient placées sans doute à l'un des angles de la pierre qui a été cassé. Le nom d'Hirpidius se trouve dans une inscription du *Thesaurus* de Muratori (class. X, n. DCCVII) où il s'agit d'un G. Hirpidius, revêtu de hautes dignités sous les empereurs Nerva et Trajan. Il serait possible que l'oculiste à qui appartenait ce cachet eût été un esclave affranchi de cette famille Hirpidienne. Souvent les oculistes et les médecins affranchis par de nobles Romains

adoptaient leur nom de famille. Les deux derniers I du nom propre sont réunis en un seul, un peu plus haut que les deux précédens.

4. *Dicentetum*, collyre doublement piquant, de δὶς, *bis*, deux fois, et κεντέω, je pique. Aëtius (II, 3, c. 48, 77, 110), d'après l'oculiste Démosthène, nous en a conservé la formule. Probablement qu'il doit d'être appelé ainsi non pas à l'action mordante de ses ingrédiens (le vert-de-gris, le misy, le suc de pavot, la gomme), qui ne justifieraient pas ce nom presque effrayant pour les malades, mais bien à son efficacité comme stimulant contre les amblyopies. La pierre porte très manifestement *dicentetum ;* ne possédant pas moi-même l'édition grecque d'Aëtius, j'avais d'abord regardé le mot *diacentetum* de la traduction de Cornarius comme le véritable nom du collyre. Je pensais donc que la leçon de l'inscription, *dicentetum*, s'expliquait par l'une des nombreuses erreurs ou fautes d'orthographe dont les graveurs, sinon les oculistes, n'étaient que trop coutumiers. Il ne me paraissait pas probable que le médecin eût voulu innover et surenchérir sur le sens primitif du mot *diacentetum*, piquant, en lui substituant une étymologie factice, et en le faisant dériver de δὶς, *bis*, deux fois, et κεντεῖν, doublement piquer. Il se serait donné de garde, me disais-je, de changer la dénomination généralement connue d'un médicament célèbre, de peur de nuire à son débit. Mais j'ai consulté l'édition grecque, ainsi que les deux manuscrits déjà cités, et j'ai trouvé qu'ils portaient dans tous les passages δικέντητον, à l'exception du chap. 48 où l'édition grecque seule a διακέντητον. Par conséquent Cornarius a adopté une leçon qui ne saurait être justifiée, ce qui vient encore prouver, du reste, que les traductions, même les meilleures, ne peuvent jamais tenir lieu de l'original.

N° 45. Lapis Interamnensis. Pierre d'Entrains.

L'impression de la première partie de cet article était déjà terminée, lorsque, le 18 septembre, j'ai reçu de M. Adrien de Longpérier la lettre suivante. C'est de sa part une prévenance dont je lui ai une gratitude d'autant plus vive que notre connaissance est très récente et date d'une seule entrevue que nous eûmes ensemble au cabinet des médailles.

« Monsieur le docteur,

» La fermeture de la bibliothèque me donnant quelques jours de vacances, » j'en ai profité pour visiter quelques parties du Nivernais et de la Bourgogne » où je savais rencontrer des antiquités. Je désirais surtout étudier la station » romaine d'Entrains. Là, j'ai trouvé, en effet, des monumens très intéressans. » L'un d'eux m'a paru de nature à figurer dans le savant travail que vous prépa- » rez sur les oculistes, et je me hâte de vous en faire le dessin. Peut-être arri- » vera-t-il encore à temps. Le cachet a été découvert à Entrains même, petit » bourg à quatre lieues à l'ouest de Clamecy (Nièvre) ; il appartient à M. Re- » naud, qui a refusé de ~~me le~~ vendre, mais qui m'a permis très obligeamment

» d'en prendre copie. J'espère, monsieur, que vous voudrez bien excuser, en
» faveur de l'intention, la forme d'un envoi que je vous expédie de la cuisine
» d'une auberge.

» Croyez-moi, etc. »

Cette lettre était accompagnée du dessin de ce cachet, fait au trait et entouré de ses quatre inscriptions reproduites en lettres majuscules renversées, telles qu'elles existent sur les quatre tranches.

La pierre, de couleur verte, probablement en stéatite, a 39 millim. carrés sur 10 millim. d'épaisseur. Voici les inscriptions qui y sont gravées :

1. LTERENTPATERNI
   DIATESSER'M
2. LTERENPĀERNI
   MELINVM
3. LTERENPATERNI
   DIAILIPIIOVM
4. LTERENPATERNI
   DIASMYRNEN

1. *Lucii* TERENT*ii* PATERNI DIATESSER'M. *Collyre Diatessaron de Lucius Terentius Paternus.*

Le deuxième T de Terentius est indiqué par un trait transversal placé sur le dernier jambage de l'N.

Le nom d'un oculiste *L. Caemius Paternus* se trouve dans une inscription de pierre sigillaire que nous rapporterons plus loin.

Les Grecs appelaient *Dia tessaron* ou *Diatessaron* (διὰ τεσσάρων) des médicamens composés de quatre ingrédiens. Le mot est formé comme celui de *Dialepidos* de l'inscription 41,3. Il n'a pas été latinisé par les Romains, bien qu'il dût leur être assez familier, puisqu'il désignait aussi un intervalle en musique (Macrob. Somn. Scip., l. II, c. 1). Paternus a essayé de le faire, en le changeant en *Diatesserum*. Dans cette transformation, cet oculiste a probablement été moins guidé par la forme ionique τέσσερες pour τέσσαρες que par son défaut de connaissance de la langue grecque et par l'assonance du mot latin *tessera*. L'ignorance du graveur a sans doute fait substituer à l'avant-dernière lettre un I qu'il a placé, en plus petit caractère, un peu plus haut que les autres lettres. Quelque chose de semblable se voit sur d'autres pierres.

Paul d'Égine (l. III, c. 77, fin.) recommande dans la sciatique l'usage interne d'un diatessaron préparé avec le petit-chêne (χαμαίδρυς, *Teucrium Chamaedrys*), la gentiane, l'aristolochie ronde et la semence de rue.

Marcellus Empiricus indique un diatessaron de parties égales d'huile, de vinaigre, de miel et de vin comme liniment (c. 20, p. 147, init.), et un autre de parties égales de costus (*costus arabicus L.*), fénugrec, racines d'aulnée et de fenouil comme médicament interne contre les affections du foie (c. 22, p. 159 med.). Bien que ni sur les cachets, ni dans aucun ancien auteur que je sache, il ne soit question d'un collyre diatessaron, la teneur des trois autres inscriptions de cette pierre ne permet point de douter qu'il ne s'agisse ici d'un topique oculaire formé de quatre substances médicamenteuses. Peut-être même qu'en cherchant mieux, lorsque j'en aurai le loisir, je réussirai à trouver dans les anciens un collyre de ce nom.

2. *Lucii* TERENTII PATERNI MELINVM. *Collyre Melinum de L. Terentius Paternus.*

Le T de *Paternus* est marqué par un trait transversal au dessus de l'A.

Le nom du collyre *Melinum*, cité sur les cachets n°s 2, 4, 11 et 17, a été interprété de trois manières.

Saxe (Epistola.... de... ocularii gemma...., Traiect. ad Rhen., 1774, 8, p. 29), et d'après lui Tôchon (p. 18) le font dériver de l'alun de l'île de Melos, dans la mer Egée. Ils s'appuient sur un passage de Pline (l. XXXV, c. 52) : « Le meilleur alun est celui qui est appelé *Melinum* de l'île de Melos. Il réprime les granulations des yeux. (*Oculorum scabritias extenuat.*) » Mais sur les quatre cachets le mot *melinum* se trouve deux fois seul, une fois (n° 11) avec l'épithète de *lacrymatorium*, une seconde fois (n° 4) avec celle de : *ad claritatem*, jamais avec la désignation : *ad aspritudines* ou *ad scabrities;* et dans les formules qu'en donne Galien il n'est pas question d'alun. Cette explication est donc inadmissible.

Walch (ANTIQUITATES MEDICÆ SELECTÆ, Ien., 1772, 8, p. 55, sq.), se fondant sur d'autres passages de Pline, regarde le melinum comme un onguent préparé avec des coings. « Avec les différentes espèces de coings (*ex malis cotoneis et struthiis*) on fait l'huile melinum qui entre dans les onguens (l. XIII, c. 2). » « Avec les coings, quand ils ne sont pas venus dans un terrain humide, on fait l'huile que nous avons déjà mentionnée sous le nom de *melinum* (l. XXIII, c. 54, fin.). » « La fleur fraîche ou desséchée du coignassier est utile dans les inflammations des yeux (*ibid.*). » *Melinum* ici serait dérivé de μῆλον, pomme, μῆλον κυδώνιον, *malum Cydonium* ou *cotoneum*, coing. Mais les pierres sigillaires servent à cacheter des vases contenant des collyres, c'est-à-dire des pommades ou onguens oculaires, tandis que le *Melinum* était une huile. Il n'en est d'ailleurs fait aucune mention dans les formules conservées par Galien. Cette interprétation doit être encore rejetée par une saine critique. La dernière qui reste est la seule qui nous paraisse devoir être adoptée.

Le mot *melinum* (μήλινον) désigne un collyre d'une couleur jaunâtre, semblable à celle du coing. Galien rapporte les formules de trois collyres de ce nom, dont il appelle l'un *melinum délicat* (COMP. MED. SEC. LOC. IV, c. 8, ed. K. p. 769), l'autre (*ib.*, p. 786) *melinum atarachum* (ἀτάραχον), c'est-à-dire contre le taraxis, et le troisième (*ib.*, p. 787) *melinum de Lucius.* Tous les trois contiennent des substances médicamenteuses minérales et végétales, à l'exclusion de l'alun et de l'huile de coing. Il y entre au contraire du safran, qui, en leur donnant une couleur jaunâtre, justifie et explique ce nom. Le même auteur (*ib.*, l. VIII, c. 5, p. 183) décrit un *malagma melinum* (μάλαγμα μήλινον), contenant des produits végétaux et du safran, sans huile de coing. Ailleurs (COMP. MED. PER GEN., l. II, c. 6-11, ed. K. T. XIII, p. 503 sqq.) il traite longuement des emplâtres *melina* (μήλιναι ἔμπλαστροι), ainsi appelés à cause de leur couleur qu'ils doivent au vert-de-gris incorporé par une coction modérée ; car, ajoute-t-il, par une cuisson plus prolongée, en les faisant changer de couleur, on produirait les emplâtres appelés *bicolores* (δίχρωμαι) par les uns, *jaune-doré* (κιῤῥαὶ) par les autres. Il ne peut donc rester aucun doute à ce sujet : cette dénomination est uniquement puisée dans la couleur de l'onguent. C'est de cette manière que l'a aussi compris Caylus (RECUEIL D'ANTIQUITÉS, t. I, p. 226), qui semble avoir eu en vue ce dernier passage de Galien ; car son explication du mot *melinum* sur le cachet n° 2 se borne à ce qui suit : « Il y entroit du verd-de-gris, d'où il prenoit une couleur qui lui donnoit ce nom. MELINUS *color, gilvus inter album et fuscum.* » Ces derniers mots latins semblent pris dans un lexique ; ils se trouvent aussi, mais sous forme dubitative, dans le *Thesaurus latinæ linguæ* de *Gesner*. Aucun auteur classique romain ne paraît s'être servi dans ce sens du mot *melinum*.

3. *Lucii* TERENT*ii* PATERNI DIAILIPIIↃVM. *Collyre Dialepidum* (pour *Dialepidos*) *de L. Terentius Paternus.* (Voir le n° 41,3.)

L'oculiste, ignorant l'étymologie de ce mot, l'a latinisé, en songeant peut-être au mot latin *lepidus*. Le graveur a commis plusieurs erreurs. Les quatrième et cinquième lettres pourraient bien être un EL altéré par l'usure ou un petit éclat de la pierre. Le D dans les inscriptions se trouve parfois formé comme un IↃ.

4. *Lucii* TERENT*ii* PATERNI DIASMYRNEN. *Collyre de myrrhe de L. T. Paternus.*

Le collyre *diasmyrnes* (διὰ σμύρνης), *diasmyrnon* ou *diasmyrnum* (διάσμυρνον) avait pour principal ingrédient la myrrhe (μύῤῥα, σμύρνα). Il était d'un usage très répandu. *Diasmyrnen*, comme on lit sur ce seul cachet, est une forme inusitée, mais pas absolument contraire aux lois de la langue grecque ; car la préposition διὰ se construit aussi avec l'accusatif, bien que, dans le sens où nous la voyons ici employée et dans les mots composés semblables, ce ne soit point correct. (Voir *Dialepidos*, n° 41,3.) Il se peut aussi que *diasmyrnen* ait été gravé par erreur pour *diasmyrneum*.

Voici pour le moment tous les éclaircissemens que je puis donner sur ces cinq cachets inédits. J'ai l'intention, lorsque j'aurai assez de loisir pour publier une monographie complète de tous les cachets d'oculistes romains actuellement connus, de les reproduire et d'entrer à leur sujet dans des descriptions et des explications plus détaillées.

M. Dubois, sous-conservateur des Antiques au Musée royal, a eu la bonté de me communiquer, au moment où je corrigeais les épreuves de la dernière partie de ce travail, une gravure inédite, représentant un vase à collyre semblable à celui publié par Tôchon, qui porte l'inscription : ΗΡΑΚΛΕΙΟΥ ΛΥΚΟΝ (pour ΛΥΚΙΟΝ), *Lycium de Héracléus.*

En comparant les deux pierres inédites du cabinet des médailles de la Bibliothèque royale avec les empreintes que je possède, j'ai su, par M. de Longpérier, que son collègue, M. Duchalais, s'occupait aussi de la publication de plusieurs de ces cachets inédits. Dans le nombre figureront probablement quelques-uns de ceux que je viens de rapporter. Bien que le mémoire de M. Duchalais ne doive paraître que dans plusieurs semaines, je crois bien faire, dans son intérêt comme dans le mien, de dire que nos travaux ont été entrepris dans une indépendance complète, sans même que l'un de nous se doutât des inscriptions sur lesquelles porteraient les études de l'autre.

J'ai en même temps acquis la certitude que le nombre de ces cachets dépasse de deux celui que j'avais compté d'abord. Je m'en suis assuré en parcourant l'ouvrage de Grivaud de la Vincelle (Recueil des monumens antiques, etc. Paris, 1817, in-4°, 2 vol. et 1 vol. de planches), que M. du Mersan a eu l'obligeance de mettre à ma disposition et qui contient (t. ii, p. 279 à 288, planche 36, fig. 1 à 4) deux cachets inédits qui devront prendre les numéros 46 et 47. J'y ai trouvé également le cachet déjà rapporté par Tôchon sous le n° 28. Grivaud persiste dans la leçon *anthemeron*, bien que ce cachet, ainsi que l'un des nouveaux qu'il publie, portent très manifestement *avthemeron*. Il s'obstine à regarder *avthemeron* comme une erreur pour *anthemeron*, et voici la singulière explication qu'il en donne : « *Avthemeron* pour *Anthemeron* se trouve ici aussi pour la première fois. On verra dans la tablette inédite n° iv, que l'v y remplace dans le même mot l'n comme dans la nôtre. L'*anthemerum*, composé d'Ανθέω fleurir, et Ήμέρος (sic !) doux, étoit un baume de fleurs (de camomille) qui calmoit l'inflammation des yeux. » (P. 281.)

La troisième inscription de la tablette n° iv porte :

L. CAEMI PATERNI AVTHE
MER. LEN. EX O. ACREXAQ

Elle doit être lue : L. Caemi Paterni avthemer*um* lenc ex o*vo* acre ex aq*ua*. Ce qui signifie : « Collyre du même jour de L. Caemius Paternus ; comme topique doux, on lui donne pour véhicule le blanc d'œuf ; si l'on veut le faire agir comme collyre âcre ou mordant, on l'administre dans de l'eau. » Après les formules des collyres, on lit fréquemment dans Galien : ἡ χρῆσις δι' ὠοῦ. *On s'en sert dans du blanc d'œuf.* Les mots *ex ovo* (délayé dans du blanc d'œuf) sont l'équivalent latin. *Ex aquâ* (μεθ' ὕδατος, ὕδατι, Aëtius ii, 3, c. 113 et 59) indique qu'on se servait simplement d'eau pour liquéfier les collyres qui, tels qu'ils se préparaient, étaient d'une consistance plus ou moins grande (ὑγροκολλύρια, ξηροκολλύρια) et se conservaient dans des boîtes cachetées. Celse (l. vi, c. 6, s. 8) dit : *Quo gravior quæque inflammatio est, eo magis leniri* *medicamentum debet, adjecto vel albo ovi, vel muliebri lacte.* Dans l'un des passages cités (c. 113) Aëtius dit d'un collyre « qu'on l'emploie avec de l'œuf au début et avec de l'eau vers le déclin de l'ophthalmie. »

Grivaud lit ainsi l'inscription qui nous occupe : « *L. Caemi Paterni Anthemerum lene ex ovo acri*tudines *exaq*uescens, » ce qui est tout à fait arbitraire. Voici comment il l'explique (p. 286) : « On a ajouté ici à l'anthemerum, baume adoucissant dont nous avons fait aussi mention, de l'œuf pour le tempérer encore et le rendre propre à résoudre les engorgemens acrimonieux des yeux. »

On voit que, pour l'interprétation des monumens appartenant à un ordre spécial de faits scientifiques, il ne suffit point d'être antiquaire consommé ; il faut encore connaître à fond la branche de la science à laquelle ces monumens se rattachent ou au moins s'être familiarisé avec elle par les ouvrages de l'antiquité qui en traitent.

M. de Longpérier m'a dit que M. Buchère, à Saint-Chéron (Seine-et-Oise), possède un autre cachet d'oculiste inédit ; il a même été assez bon pour m'offrir d'essayer d'en obtenir une empreinte. Il n'y a aucun doute que d'autres pierres gravées semblables, ignorées jusqu'à présent, ne soient enfouies dans les collections publiques et particulières. Elles ne sortiront de leur obscurité que si l'attention des antiquaires et des amateurs y est dirigée par l'appel de ceux qui en ont fait une étude particulière.

FIN.

www.ingramcontent.com/pod-product-compliance
Ingram Content Group UK Ltd.
Pitfield, Milton Keynes, MK11 3LW, UK
UKHW012307240726
13966UKWH00004B/1698

9 782013 615167